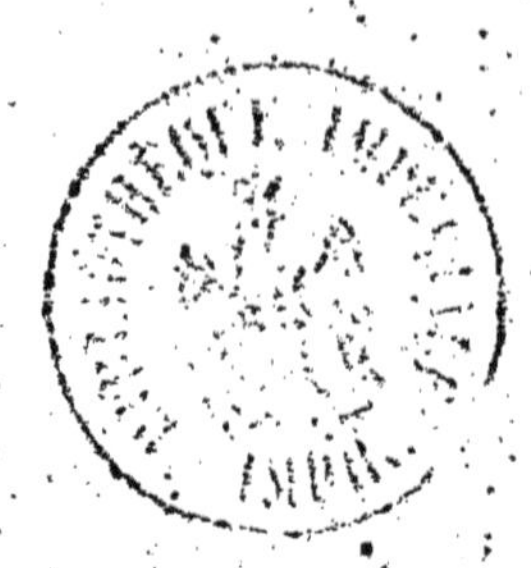

THÉORIE NOUVELLE

SUR LE

MÉCANISME DE CERTAINES FRACTURES

DE LA BASE DU CRANE

Paris. — Imprimerie de L. MARTINET, rue Mignon, 2.

THÉORIE NOUVELLE

SUR LE

MÉCANISME DE CERTAINES FRACTURES

DE LA BASE DU CRANE

EXTRAIT DES BULLETINS DE LA SOCIÉTÉ ANATOMIQUE DE PARIS

(2e série, tome VII, février 1862).

Paris. — Imprimerie de L. MARTINET, rue Mignon, 2.

FRACTURE DE LA BASE DU CRANE

MÉCANISME PARTICULIER

OBSERVATION RECUEILLIE DANS LE SERVICE DE M. LE DOCTEUR MAHÉ,
CHIRURGIEN EN CHEF A L'HOPITAL DE LA MARINE DE ROCHEFORT,
PAR M. LE DOCTEUR BERCHON, CHEF DES TRAVAUX ANATOMIQUES,
— RAPPORT DE M. TRÉLAT, SUR CE TRAVAIL.

Le 3 mai 1859, vers huit heures et demie du matin, le nommé Délias (François), perceur au port, âgé de trente-sept ans, est apporté sans connaissance dans la salle 11.

Cet homme, dont le pied a glissé sur une couche de goudron sec, est tombé d'une hauteur de 5 mèt. 50 centim. du faux-pont dans la cale du transport à hélice en construction, l'*Aube*, en dedans duquel il travaillait. La chute a eu lieu de telle sorte que la direction du corps était d'abord presque horizontale, la face tournée vers le sol et les bras étendus en avant; mais, après un parcours de 3 mètres, la rencontre d'une pièce de bois (traversin), relevant les membres inférieurs et plaçant ainsi le corps dans une position verticale renversée, a définitivement projeté la partie latérale droite de la tête contre le plan incliné de la muraille intérieure du navire.

Délias est resté étendu sans mouvement, et le chirurgien de garde à la Vieille-Forme, immédiatement appelé, a constaté peu de minutes après l'accident, un enfoncement considérable de la partie du crâne correspondant au point rencontré, une hémorrhagie assez abondante par le nez et la bouche du blessé, ainsi que la perte complète de la connaissance et le ralentissement des mouvements respiratoires qui n'avaient plus lieu que par saccades irrégulières.

Promptement transporté à l'hôpital, cet homme n'a pu reprendre ses sens et est mort à midi vingt-cinq minutes, quatre heures environ après la chute, sans avoir présenté de symptômes particuliers à noter.

L'autopsie, faite vingt heures après le décès, a permis de constater ce qui suit :

Le corps, d'une stature assez élevée, présente un développement musculaire considérable et les caractères extérieurs d'une constitution robuste ; un examen attentif fait reconnaître qu'il n'existe de lésion qu'à la tête, en avant de laquelle il est facile d'apprécier, à travers les téguments, une fracture multiple de l'os frontal ; la peau est en cet endroit fortement ecchymosée et contuse, mais il n'y a de solution de continuité des parties molles qu'au niveau de l'apophyse orbitaire externe droite où se remarque une petite plaie en V peu profonde.

Les parties environnantes, ainsi que les paupières, la conjonctive oculaire et la région antérieure et latérale droite de la face sont colorées en noir foncé par des taches ecchymotiques étendues.

Une dépression très manifeste de la boîte crânienne fait de plus supposer la gravité de la fracture dont le siége est mis à nu par une dissection minutieuse, de manière à bien mettre en lumière toutes les lésions pathologiques.

On reconnaît alors une fracture comminutive de presque toute la moitié droite de la portion frontale du coronal, principalement composée de deux esquilles libres et fort larges, dont le bord interne est enfoncé de 0^m,013 à l'intérieur du crâne.

Ces esquilles, dont l'ensemble représente une sorte de losange, mesurent 0^m,08 de hauteur sur 0^m,03 de largeur, comprennent inférieurement toute la partie moyenne des arcades sourcilière et orbitaire, et sont bornées en dedans par une ligne à peu près verticale, parallèlement située à 0,02 de la ligne médiane.

Les sinus frontaux, très développés d'ailleurs, sont largement ouverts. Leur lame externe, dans ses parties frontale et orbitaire est brisée en quatre fragments principaux, très mobiles, correspondant plus particulièrement à la moitié droite

de la bosse nasale et à l'apophyse orbitaire interne. L'écartement de ces fragments est occupé par une certaine quantité
de pulpe cérébrale mêlée de caillots sanguins.

Tels sont les désordres visibles à l'extérieur.

L'ouverture de la boîte crânienne est faite à l'aide de deux
traits de scie; l'un verticalement et transversalement dirigé
d'un côté à l'autre de la tête, à 0^m,025 en arrière de la suture
fronto-pariétale, et le second horizontalement tracé à 0^m,03 au-
dessus de la tubérosité externe de l'occipital dans le but de
circonscrire toute l'étendue supposée de la fracture sans cependant empiéter sur elle.

La dure-mère est incisée avec précaution de chaque côté du
sinus longitudinal, et la section de la faux cérébrale laisse apercevoir les hémisphères cérébraux dont la substance disparaît
en quelque sorte sous la saillie considérable des ramifications
veineuses gorgées de sang qui remplissent et masquent presque
complétement les anfractuosités du cerveau.

Cette membrane se trouve perforée dans le point qui correspond au bord interne des esquilles que le choc a refoulées
à l'intérieur du crâne, ainsi qu'au niveau de la voûte orbitaire;
l'extraction du cerveau montre la désorganisation assez profonde des parties correspondantes du lobe antérieur droit dont
la substance est engagée dans les cellules supérieures de
l'ethmoïde, dans les sinus frontaux et dans l'orbite.

L'ablation de la dure-mère met enfin à découvert toute
l'étendue de la fracture et de ses irradiations principales que
l'on peut distinguer en supérieure ou frontale, inférieure ou
faciale, transversale ou orbito-temporale gauche et postérieure
ou sphénoïdale, elle-même bifurquée.

1° Parmi les irradiations supérieures, il en est une plus importante à laquelle on peut rattacher toutes les autres, c'est
celle que nous avons désignée comme limite interne des deux
esquilles losangiques du frontal; elle est verticale, presque
rectiligne, ne se dévie un peu en dedans qu'au moment où elle
rejoint, sans la dépasser, la suture fronto-pariétale, et mesure
toute la hauteur du coronal, c'est-à-dire environ 0^m,12.

Elle n'offre point de division à gauche, mais au contraire
plusieurs bifurcations à droite : l'une, peu considérable d'abord,

tout à fait en haut du frontal et bornée à la table externe de l'os, puis vers le milieu de la face antérieure du même os deux autres scissures complètes qui entourent les deux esquilles dont il a été parlé.

La branche inférieure de ces bifurcations s'étend jusqu'à la suture sphéno-frontale droite, mais ne la franchit pas; tandis que la branche supérieure atteint la suture fronto-pariétale du même côté, semble d'abord la côtoyer et s'étend pourtant au delà dans l'étendue de 0^m,02 sur la partie antérieure de l'angle du pariétal qui fait partie de la fosse temporale.

2° Le prolongement facial de la fracture est très remarquable; il suit exactement la direction de la scissure verticale et rectiligne du frontal à travers la paroi interne de l'orbite et le rebord orbitaire inférieur, précisément au niveau du canal et du trou sous-orbitaire, et comprend, dans le sens vertical, toute la hauteur du maxillaire supérieur droit jusqu'au point de séparation des alvéoles des première et deuxième petites molaires.

Une esquille volumineuse peut être complétement séparée de ce dernier os par suite des fractures de l'apophyse ptérygoïde droite à sa partie moyenne, des deux os de la voûte palatine le long du bord interne de l'arcade alvéolaire, et du maxillaire supérieur lui-même au-dessous de sa tubérosité molaire; elle porte deux des grosses molaires et la seconde des petites, indépendamment d'une des dents dites de sagesse, qui, chez le sujet de cette observation, étaient encore ensevelies des deux côtés dans les gencives.

3° La troisième des irradiations de la fracture (celle que j'ai appelée transversale ou orbito-temporale gauche) a une double origine: l'une, au niveau de l'articulation fronto-nasale sensiblement élargie, l'autre vers la partie postérieure des gouttières ethmoïdales.

Les deux fissures osseuses qui lui donnent naissance se portent de là vers la voûte orbitaire gauche bifoliée par la prolongation des sinus frontaux dans son épaisseur. Elles comprennent en même temps les lames supérieure et inférieure du sinus, circonscrivent chacune de leur côté deux esquilles arrondies formées aux dépens de ces deux lames, d'où résultent en définitive quatre solutions de continuité, qui toutes convergent précisément vers le point où le sinus cesse par l'accolement des deux feuillets de tissu compacte qui le formaient par leur écartement.

De cette fusion, vers le tiers interne de la voûte orbitaire gauche, part une fracture unique qui traverse de dedans en dehors toute cette voûte, sépare l'os frontal du malaire au niveau de l'articulation de l'apophyse orbitaire externe du premier os avec le second, et va de là s'étendre sur la partie antérieure de la fosse temporale, pour se terminer à la région supérieure et moyenne de la tempe.

Elle intéresse ainsi successivement le frontal, le sphénoïde, l'angle antérieur inférieur du pariétal et une très petite partie du biseau externe ou temporal de la suture écailleuse.

4° La quatrième irradiation, plus importante, se prolonge enfin dans presque toute l'étendue de la base crânienne, suivant une ligne oblique qui, du tiers interne de l'arcade orbitaire supérieure droite, se rendrait à la suture pétro-occipitale gauche.

Elle parcourt d'avant en arrière la partie supérieure de la cavité orbitaire droite, le corps du sphénoïde et le côté gauche de la lame osseuse qui supporte les apophyses clinoïdes postérieures.

Sa direction est parfaitement rectiligne et ses bords nettement taillés pendant la première partie de son trajet; mais à droite, un peu en arrière des gouttières ethmoïdales, se trouve une véritable branche de bifurcation, qui contribue d'abord à former en ce point une esquille triangulaire aux dépens de la base de l'apophyse d'Ingrassias et de la portion antéro-supérieure du corps du sphénoïde, met par conséquent à nu les cellules ethmoïdales postérieures et une partie des sinus sphénoïdaux, et se dirige ensuite immédiatement en dedans du trou grand rond, le long de la gouttière du sinus caverneux jusqu'à la suture pétro-occipitale droite.

Telles sont les particularités de cette vaste fracture, qui présente, dans la direction oblique antéro-postérieure qui a été indiquée, une étendue de 13 à 14 centimètres pour la base du crâne, soit 25 à 26 centimètres pour sa longueur totale de la partie supérieure du frontal au trou déchiré postérieur.

Les deux rochers sont du reste parfaitement intacts dans toute leur étendue; ils sont seulement écartés d'une manière sensible des os de la ligne médiane de la base du crâne, sans doute par suite de la violence du choc qui semble avoir déterminé la séparation des os de cette région en deux moitiés presque égales, mais non symétriques.

Là ne se bornent pas les désordres osseux. L'os occipital présente en outre deux fractures comminutives, complétement indépendantes de celles qui viennent d'être décrites.

L'une à droite, en arrière du condyle qu'elle circonscrit et aboutissant d'une part à la réunion des deux tiers antérieurs avec le tiers postérieur de la demi-circonférence du trou occipital, et de l'autre à l'extrémité inférieure du sinus latéral, où se remarque une petite esquille.

La seconde à gauche, plus considérable, qui contourne aussi le condyle de ce côté, inégalement brisé en deux fragments dans sa partie articulaire, et comprend trois esquilles volumineuses enfoncées et faisant saillie en dedans de la boîte crânienne.

Les vertèbres du cou, très compactes et de fortes dimensions (surtout l'atlas et l'axis), n'ont aucune lésion, mais leurs articulations avec l'occipital sont entourées de tissus fortement contus et ecchymosés.

Quant à la masse encéphalique, elle n'a point subi de tassement appréciable, sa consistance est à peu près normale, sa coloration plus prononcée que d'ordinaire, et des traces de désorganisation assez profonde se remarquent dans plusieurs points du lobe cérébral antérieur droit, principalement au-devant de la selle turcique et vers la voûte de l'orbite.

C'est en ce dernier point que la pulpe cérébrale s'est surtout engagée entre les fragments osseux, spécialement sous le rebord interne rectiligne et taillé à pic de la branche postérieure de la fracture; les cellules ethmoïdales, les sinus du sphénoïde et du frontal en renfermaient une quantité assez notable, mêlée à des caillots sanguinolents que l'on retrouvait jusque dans l'irradiation faciale de la fracture.

LÉSIONS PATHOLOGIQUES. — L'observation détaillée qui précède pourrait fournir l'occasion d'une étude complète des fractures du crâne, très fréquentes et très graves dans les ports de guerre en raison des dimensions de plus en plus considérables des constructions navales de notre temps.

Mais le nombre des travaux publiés sur cette matière, et les bornes d'une communication nous conduisent à restreindre les remarques que peuvent suggérer les faits de ce genre aux particularités les plus saillantes du cas qui s'est présenté à nous.

J'appellerai d'abord l'attention sur la résistance considérable des os du crâne de Bélias, la mensuration du rebord de ces os donnait en effet 0ᵐ,0065 pour la fosse supérieure de l'occipital, 0ᵐ,008 au niveau de l'union des deux pariétaux, de 0ᵐ,006 à 0ᵐ,007 pour la partie moyenne de ces os et du frontal, et 0ᵐ,005 pour la région temporale.

L'occipital et le coronal paraissaient avoir une solidité remarquable ; les sutures des os de la voûte avaient peu de dentelures, et les deux lames de tissu compacte qui circonscrivent le diploé offraient une épaisseur plus qu'ordinaire.

Les faits bien constatés qui ont déterminé et accompagné la chute méritent aussi d'être appréciés, car la direction verticale renversée du corps au moment de la rencontre du front avec la muraille intérieure de l'*Aube*, rapprochée de la nature des lésions et des points qu'elles occupent, peut fournir quelques données intéressantes sur la question encore en litige du mécanisme des fractures crâniennes.

On sait que deux théories principales ont été émises sur cette question :

L'une qui tend à faire admettre dans la science l'existence de fractures dites par contre-coup, c'est-à-dire produites dans une partie du crâne plus ou moins éloignée du point qui a reçu le choc, et cela d'après des considérations physiques ou mécaniques basées sur la comparaison de l'ensemble des os du crâne avec un sphéroïde ou un ovoïde ;

L'autre qui applique à l'enveloppe osseuse du cerveau les lois de la résistance des voûtes architecturales, c'est-à-dire la dispersion des ébranlements osseux qui peuvent s'y manifester à la suite d'un choc, sans possibilité de recomposition; d'où, comme conséquence chirurgicale, l'impossibilité radicale des effets de contre-coup.

Remarquons en passant qu'on peut regarder la première théorie comme très ancienne, puisqu'on la trouve énoncée dans les ouvrages d'Hippocrate et de Celse, bien qu'elle ait été surtout développée et soutenue depuis un siècle par Hunauld, Sabatrant, Saucerotte, Méhée de la Touche, Béclard, M. Malgaigne, etc., etc. On peut en dire autant d'ailleurs de la seconde, car si les travaux de MM. Aran, Richet, Trélat et de quelques autres chirurgiens de notre époque semblent avoir réuni tous les suffrages en faveur de la négation presque absolue des fractures par contre-coup, on ne peut toutefois oublier que Galien et surtout Paul d'Égine avaient déjà combattu la formation de ces sortes de fractures admises et expliquées avant eux.

Ce dernier auteur se sert même d'une expression très heureuse à leur sujet, tout en combattant leur possibilité, quand il les nomme fractures *« à la façon des réponses d'Écho »*, au chapitre XC du livre VI de sa chirurgie. (Édition latine de Goutier d'Andernach. Paris, 1532, liv. VI, p. 57.)

Quoi qu'il en soit, sur la pièce pathologique que nous avons préparée pour le musée anatomique de l'école de médecine navale de Rochefort (où elle figure sous le n° 20), rien n'est plus facile à constater que le mode de production des lésions osseuses dont le centre occupe le frontal, et la propagation des irradiations secondaires.

La fracture directe est bien celle du coronal de l'arcade sourcilière droite et d'une portion de l'arcade orbitaire du même côté, et les irradiations principales qui partent de cette fracture ont des directions nettement dessinées.

Des quatre branches que nous avons décrites, trois suivent une ligne à peu près verticale relativement à l'axe du corps; ce sont les branches supérieure ou frontale, inférieure ou faciale, postérieure ou sphénoïdale (sa bifurcation droite exceptée); la quatrième est, au contraire, sensiblement horizontale : c'est celle qui se porte à travers l'orbite jusqu'à la fosse temporale gauche.

Les trois premières offrent à la vue l'image d'une section artificielle qui aurait eu pour résultat de séparer en deux moitiés presque égales, mais insymétriques, l'une droite, l'autre gauche, la boîte crânienne dans ses parties antérieure et inférieure, ainsi que la face ; un trait de scie ne diviserait pas plus nettement les divers os de la base du crâne sur la ligne oblique, plusieurs fois rappelée en raison de sa singularité.

Nous avons donc affaire à une fracture directe comminutive avec enfoncement de la région frontale droite, dont les irradiations antérieures peuvent être comparées aux rayons d'une étoile à trois branches : deux verticales, frontale et faciale ; une horizontale ou orbito-temporale gauche.

Mais au delà de ces deux irradiations postérieures de la fracture frontale, et tout à fait en dehors de la sphère d'action ou de transmission directe du choc, se rencontrent les fractures comminutives de l'occipital qu'il nous paraît impossible de rattacher aux autres lésions de la base du crâne, et qui doivent nous occuper d'une manière toute particulière.

C'est à leur sujet que M. Maher a cru devoir insister sur une opinion que plusieurs autres faits analogues l'ont conduit à adopter, et que nous ne croyons pas avoir été émise jusqu'ici à propos du mécanisme des fractures du crâne.

La plupart des auteurs qui se sont occupés de la question semblent, en effet, avoir recherché, étudié et analysé de préférence les conditions de forme, de résistance, de connexions et d'étendue des os qui constituent la cavité crânienne, sans tenir un compte suffisant des conséquences pathologiques qui doivent résulter naturellement et nécessairement des rapports que les os du crâne ont avec ceux de la face, et surtout avec ceux de la colonne vertébrale.

Il faut pourtant prendre ces connexions en grande considération, puisqu'il existe des exemples de fractures crâniennes directement produites à la suite de chutes sur certains points de la face, spécialement sur le menton ou sur les pieds, le corps conservant sa direction verticale normale.

Or, pour ne parler ici que des désordres recueillis dans l'observation précédente, il y a lieu de penser que la double fracture occipitale notée plus haut doit être considérée, non comme une fracture *par contre-coup*, ce que son isolement complet des autres fractures et sa position porteraient peut-être à supposer à priori, mais bien comme une fracture *directe*, produite par le choc des vertèbres cervicales chargées de tout le poids du corps et agissant à la façon d'un bélier sur la base crânienne au moment de la rencontre du front avec la muraille de l'*Aube*.

Remarquons, en effet, que la fracture occipitale gauche, directement opposée au point rencontré, est beaucoup plus complète que celle que l'on observe à droite ; que le condyle du même côté est brisé en deux fragments dans sa partie articulaire ; et qu'enfin les trois esquilles déterminées en ce point (si résistant d'ailleurs) sont notablement enfoncées dans l'intérieur de la cavité crânienne.

Il y a là fracture par pénétration, analogue à celle du frontal, fracture considérable, comminutive, accompagnée de contusion et d'ecchymoses très étendues, en un point où la force du choc sur le frontal, complètement épuisée, aurait pu tout au plus produire une fêlure osseuse. et je n'ai pas besoin de rappeler, d'un côté, le volume tout exceptionnel des vertèbres atlas et axis du sujet ; de l'autre, la direction du corps du blessé, dont la stature était élevée et le poids considérable.

L'élargissement apparent des sutures pétro-occipitales, résultat de l'écartement des deux rochers de l'apophyse basilaire, montre aussi que les parois crâniennes ont cédé à une sorte d'écrasement d'avant en arrière produit par des forces inégales : l'une, plus puissante en avant, ayant entraîné un véritable fracas osseux étendu au frontal, à l'ethmoïde, au sphénoïde et au maxillaire supérieur droit ; l'autre, moins intense, mais tout aussi caractéristique, au niveau des articulations cervico-occipitales, et ayant borné son action traumatique aux surfaces en contact.

L'isolement de la fracture occipitale est tellement évident sur la pièce pathologique qu'on ne peut avoir un seul instant la pensée de la regarder, soit comme une fracture par contre-coup, soit comme une irradiation de la fracture principale.

L'enfoncement des esquilles condyliennes faisant 1 centimètre de saillie à l'intérieur du crâne; la gravité de ces lésions à une distance considérable de la partie de la tête qui a rencontré le plan résistant; leur siége sur un point de l'occipital, qui offre une épaisseur et une densité remarquables; la direction même des fractures des condyles, tout opposée à celle des branches postérieures de la fracture frontale si régulièrement rectilignes; toutes ces circonstances ne permettent pas le moindre doute à cet égard.

Aussi nous arrêterons-nous à cette conclusion : les fractures de l'occipital et celles du frontal, complétement indépendantes l'une de l'autre, sont également des fractures directes.

L'opinion que nous exposons nous semble donc justifiée; elle est de nature à expliquer comment quelques auteurs ont pu admettre l'existence de fractures par contre-coup, alors qu'ils n'avaient sous les yeux que le résultat d'une action directe. Ne pourrait-elle pas servir, dans certains cas, de moyen terme entre les deux théories, peut-être trop exclusives, dont nous avons parlé?

Dans l'histoire du fait qui nous occupe, il est encore quelques détails qui, bien qu'offrant moins de portée sans doute, ne peuvent pas cependant être entièrement négligés.

Remarquons tout d'abord l'absence complète de lésion des deux rochers, lésion si souvent rencontrée dans les fractures du crâne, que plusieurs auteurs l'ont regardée comme inévitable dans des fracas osseux même beaucoup moins considérables que celui dont il s'agit.

Nous consignons cette particularité avec d'autant plus d'empressement que le sphénoïde présentait de nombreuses lignes de fractures, et que quelques chirurgiens ont précisément voulu établir en faveur de ce dernier os, en opposition avec l'apophyse pétrée du temporal, une fréquence relative de participation aux fractures des autres points du crâne.

L'absence de tout écoulement séreux ou sanguinolent par les oreilles, soit au moment de la chute, soit pendant les quatre heures qui se sont écoulées avant la mort du blessé, doit être rapprochée de ce fait.

La propagation de la fracture à toute l'étendue de la mâchoire supérieure et la direction parfaitement identique de cette irradiation avec celle qui a été indiquée pour le frontal et pour la base du crâne, doivent aussi attirer l'attention, parce qu'elles constitueraient un fait assez rare d'après M. Aran.

Ce chirurgien, dont l'autorité est d'un grand poids, de nos jours, en pareille matière, dit, en effet, à propos des fractures de la face souvent obtenues par lui dans des expériences sur des têtes sèches, que le phénomène n'arrive presque jamais à l'état normal.

Le trajet de cette irradiation mérite aussi d'être rappelé, car il correspond précisément aux points les plus faibles de cette partie du squelette, c'est-à-dire à la face ethmoïdale de l'orbite, à la gouttière sous-orbitaire, au tissu du même nom, et à la fosse intermédiaire aux colonnes résistantes de l'apophyse montante du maxillaire supérieur et de la tubérosité malaire de cet os. Cette dernière a été contournée, mais non entamée par une fissure secondaire.

Une dernière réflexion vient enfin naturellement à l'esprit en présence des lésions multiples qui font de la fracture que nous étudions un des exemples les plus remarquables du genre : c'est celle de la persistance de la vie pendant un temps relativement long, quand on tient compte des désordres osseux et de la désorganisation d'une partie du lobe cérébral antérieur droit.

Nous avons peut-être une raison de ce fait dans la direction des irradiations de la fracture, qui montre que presque tous les orifices consacrés aux principaux nerfs de la tête étaient intacts, ainsi que les nerfs eux-mêmes dans ces mêmes points.

La destruction d'une partie du lobe cérébral ne pourrait, du reste, être invoquée pour expliquer la mort, car on sait que des portions notables des hémisphères ont pu être enlevées sans conséquences fatales ; aussi est-ce beaucoup plutôt à la commotion cérébrale nécessairement déterminée par la violence du choc, et à la compression que les fragments osseux du frontal et de l'occipital pouvaient et devaient exercer sur le cerveau, et *surtout sur le bulbe rachidien*, que doit être attribuée la mort de Delias.

L'intermittence et l'irrégularité des mouvements respirasoires et de la circulation semblent venir à l'appui de cette déduction physiologique.

Il est à regretter, toutefois, que la perte absolue de connaissance du blessé n'ait pas permis la recherche des phénomènes intellectuels ou sensoriels pendant les quatre heures qui ont précédé le décès; la constatation de ces symptômes aurait pu fournir des données précieuses pour le diagnostic, pendant la vie, des désordres osseux et cérébraux. Malgré cette lacune, l'observation que nous avons recueillie et analysée nous a paru au moins susceptible d'élucider certains points encore obscurs de la théorie des fractures du crâne.

L'intérêt particulier du fait que nous publions nous semble, en effet, reposer non-seulement sur la nature des lésions qui ont été trouvées après la mort, mais encore sur la facilité avec laquelle on a pu rapprocher les faits pathologiques des circonstances qui, ayant produit ou accompagné la chute, ont permis d'expliquer leur apparente singularité.

Rapport de M. TRÉLAT *sur le travail de* M. BERCHON.

Si ce n'était une vérité banale, ce serait ici le lieu de répéter que, dans les sciences que nous cultivons, il y a toujours matière à observations nouvelles. Le champ le mieux moissonné garde encore quelques épis pour les glaneurs laborieux.

On a étudié jusqu'à satiété cette question des fractures du crâne et de leur mode de production, et s'il existe encore des divergences d'opinion sur cet important sujet, ce n'est certes pas faute de matériaux. Malgré cette abondance, tout n'a pas encore été dit; le travail de M. Berchon, dont j'ai à vous entretenir, nous en donne la preuve.

Un matin, on amène à l'hôpital de Rochefort un homme complétement privé de connaissance et ne respirant plus que par saccades irrégulières; la mort terminait au bout de quatre heures cette agonie.

Ce malheureux ouvrier, travaillant à la construction d'une

navire, était tombé d'une hauteur de 5 mètres du faux-pont à
fond de cale; la chute, dont les détails sont soigneusement
indiqués par M. Berchon, avait eu lieu de telle sorte que le
corps, au moment où la tête vint frapper la paroi du navire,
offrait une direction tout à fait verticale.

L'autopsie montra du côté du cerveau des désordres étendus
qui expliquent parfaitement la mort : congestion veineuse géné-
rale et intense, contusion profonde du lobe antérieur droit et
de la base du cerveau, issue en plusieurs points de matière
cérébrale, enfin compression, surtout au niveau du bulbe,
par des fragments osseux et par des caillots. Vous voyez, messieurs, que c'est une collection complète de toutes les lésions
cérébrales qu'on observe à la suite des chutes sur la tête.

Sur la boîte crânienne, on put étudier des fractures très
étendues dont je me bornerai à vous donner une idée som-
maire. On voyait à la région frontale droite un large enfoncement de plusieurs grandes esquilles; de cet enfoncement par-
taient deux grands traits de fracture, dont l'un, horizontal, se
perdait à droite dans la tempe, à gauche dans l'orbite ; l'autre,
vertical, allait en haut jusqu'à la suture fronto-pariétale, en
bas jusqu'au bord alvéolaire du maxillaire supérieur. A l'intérieur du crâne, la fracture, outre quelques irradiations de
moindre importance que vous trouverez dans l'observation, la
fracture, dis-je, se portait obliquement vers le trou optique
droit, de là vers le trou déchiré antérieur gauche, pour se
perdre dans la suture pétro-basilaire du même côté, qui est
largement écartée. En outre, le pourtour du trou occipital est
brisé en plusieurs points : à droite, une fracture s'étend du
bord du trou occipital jusqu'à l'extrémité antérieure du sinus
latéral; à gauche, toute la partie comprise entre le trou occipital et la suture pétro-basilaire est divisée en trois esquilles
volumineuses enfoncées vers l'intérieur du crâne.

M. Berchon insiste à plusieurs reprises et dans son observation, et dans les réflexions qui lui font suite, sur l'indépen-
dance, l'isolement de ces fractures occipitales, qui sont si évi-
dents, dit-il, qu'on pourrait les attribuer à une fracture par
contre-coup.

J'entends déjà les partisans de cette théorie approuver à la fois et le fait et l'explication, mais il y a deux petites difficultés : le fait n'est pas absolument exact, et l'explication n'est qu'une hypothèse si bien réfutée par M. Berchon que votre rapporteur n'aura nullement à se mettre en frais pour vous convaincre. J'ai dit que le fait n'est pas absolument exact, et quoique cela n'ait, pour le cas présent, aucune importance, je tiens à établir ma controverse. Il suffit de jeter les yeux sur les dessins envoyés par M. Berchon (1) avec son travail pour voir que la disjonction de la suture pétro-basilaire gauche se continue directement avec les divers traits de fracture du condyle de ce côté. A droite, la même observation peut être faite, puisque la fracture va tomber dans le golfe de la veine jugulaire qui termine en arrière la suture occipito-pétreuse. Non-seulement les dessins, mais la description de M. Berchon, viennent à l'appui de ce que je veux établir; et si l'auteur de l'observation insiste si souvent sur cet isolement des fractures occipitales, il est aisé de s'apercevoir qu'il entend par là bien plutôt une différence de cause, un isolement de choc, si vous voulez, qu'une séparation, une discontinuité de lésion.

Sur ce terrain je suis complétement d'accord avec M. Berchon, et c'est ici le moment de vous faire connaître l'explication qu'il donne de ce grand désordre, explication qui est vraiment le point nouveau et intéressant du travail que j'examine.

M. Berchon, d'accord avec son chef de service M. Maher, pense que le crâne a été pris entre deux forces, l'une s'appliquant au front, point extérieur du choc, l'autre sur la portion condylienne de l'occipital par l'intermédiaire de la colonne vertébrale. C'est le poids du corps tout entier, animé de toute la vitesse de la chute, qui vient presser, sur un point restreint qu'il enfonce, l'anneau occipital. Les raisons qui militent en faveur de cette opinion sont exposées par M. Berchon avec une abondance et un ordre qui ne peuvent laisser aucun doute dans l'esprit.

Il appelle surtout l'attention sur la direction toute spéciale des fractures occipitales, sur l'intensité du déplacement, inten-

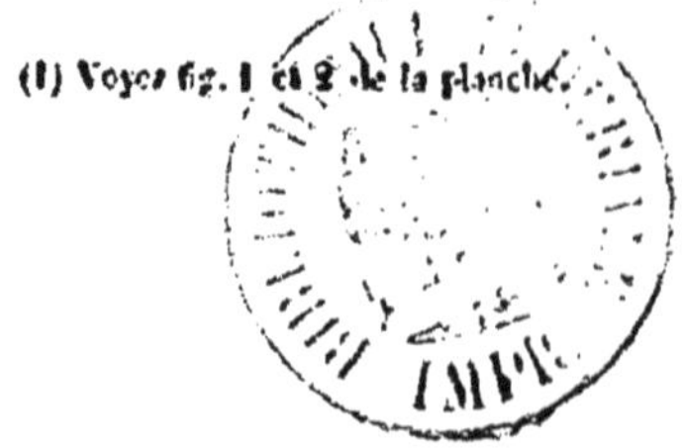

(1) Voyez fig. 1 et 2 de la planche.

sité qui semble dénoter l'intervention d'une force nouvelle surajoutée au premier effet de la chute, enfin sur les contusions et les ecchymoses qu'on remarque dans les articulations occipito-vertébrales.

Ainsi, messieurs, si, comme je le pense, les idées émises par M. Berchon sont vraies, il nous faudra inscrire, pour l'avenir, cette nouvelle variété de mode de production des fractures du crâne. Remarquons bien que la variété porte, non sur la fracture, mais uniquement sur son mécanisme. Le crâne est écrasé entre deux forces opposées, l'une représentée par le choc sur le plan résistant, l'autre par le poids du corps venant presser sur les condyles occipitaux par l'intermédiaire de la colonne cervicale.

Cette idée est vraiment bien simple, et l'on peut éprouver quelque surprise d'entendre dire qu'elle est nouvelle, et que jusqu'ici personne n'y a songé. On a signalé, décrit, et nous connaissons tous, des fractures du crâne par l'intermédiaire de la colonne vertébrale, à la suite de chutes sur les pieds, les genoux, les ischions; mais jamais, que je sache, on n'avait appelé l'attention sur la coïncidence de ce dernier mode de fracture avec le mode le plus habituel, je veux dire le choc direct.

En effet, la possibilité de cette coïncidence n'est pas aussi commune qu'on serait tenté de le croire au premier abord. Très souvent, le plus souvent le corps tombe d'une façon irrégulière, les membres touchant le sol presque aussitôt que la tête, ce qu'atteste la très fréquente coexistence des fractures des membres avec celle du crâne. Dans ces cas, on comprend bien que la colonne vertébrale ne saurait agir comme un levier rigide. Il faut pour que cela soit que le corps affecte une direction verticale ou à peu de chose près, ce qui n'a guère lieu que dans les chutes d'un lieu très élevé, ou bien quand une circonstance particulière, comme c'est ici le cas, a ramené brusquement le corps à cette même direction.

Du reste, si rares que soient les observations, il faut bien reconnaître que personne n'avait entrevu la théorie de M. Berchon. En 1855 (*Bulletins de la Société anatomique*, 1855, p. 191), j'ai communiqué à la Société un fait qui offre avec celui-ci la plus grande analogie (1). Un homme se précipite d'un second étage, et meurt sur le coup. On trouve une vaste fracture esquilleuse du frontal donnant naissance en arrière à une fracture antéro-postérieure, qui, arrivée au niveau de l'apophyse basilaire, se bifurque en se confondant avec les sutures occipito-pétrées pour se rejoindre en arrière du trou occipital. Le résultat de ce trajet était d'isoler complétement sous forme d'anneau irrégulier tout le pourtour du trou occipital. La séparation était si complète que toute la partie antérieure du crâne offrait une mobilité anormale étendue, accompagnée d'une grosse crépitation sur l'anneau occipital.

Aujourd'hui, après avoir lu le travail de M. Berchon, je n'hésite pas à rapprocher mon observation de la sienne, à considérer ces deux fractures comme produites par le même mécanisme. Et cependant ni moi ni aucun des membres de la Société anatomique n'avions eu le plus léger soupçon des idées que je vous ai signalées.

C'est une bonne fortune pour moi, messieurs, d'avoir eu à vous faire connaître un travail plein de méthode, écrit avec un jugement droit, et offrant de plus ce rare avantage de renfermer une idée originale et vraie.

(1) Voyez fig. 3 et 4 de la planche.

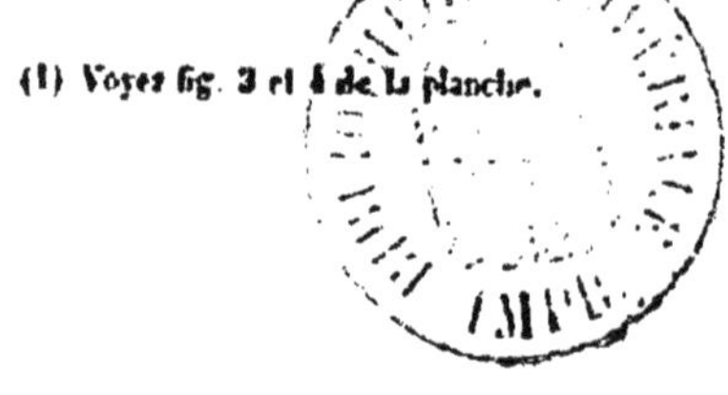

Paris. — Imprimerie de L. MARTINET, rue Mignon, 2.